My Blood Pressure Log

Name _____

Telephone No. _____

Email _____

Address _____

_____

Name of Doctor _____

Doctor's No. _____

Blood Pressure Log

	SBP	DBP
Target:		

Date	Time	SBP	DBP	Notes

Blood Pressure Log

	SBP	DBP
Target:		

Date	Time	SBP	DBP	Notes

Blood Pressure Log

	SBP	DBP
Target:		

Date	Time	SBP	DBP	Notes

Blood Pressure Log

	SBP	DBP
Target:		

Date	Time	SBP	DBP	Notes

Blood Pressure Log

	SBP	DBP
Target:		

Date	Time	SBP	DBP	Notes

Blood Pressure Log

		SBP	DBP	
Target:				

Date	Time	SBP	DBP	Notes

Blood Pressure Log

	SBP	DBP
Target:		

Date	Time	SBP	DBP	Notes

Blood Pressure Log

	SBP	DBP
Target:		

Date	Time	SBP	DBP	Notes

Blood Pressure Log

	SBP	DBP
Target:		

Date	Time	SBP	DBP	Notes

Blood Pressure Log

	SBP	DBP
Target:		

Date	Time	SBP	DBP	Notes

Blood Pressure Log

	SBP	DBP
Target:		

Date	Time	SBP	DBP	Notes

Blood Pressure Log

	SBP	DBP
Target:		

Date	Time	SBP	DBP	Notes

Blood Pressure Log

	SBP	DBP
Target:		

Date	Time	SBP	DBP	Notes

Blood Pressure Log

	SBP	DBP
Target:		

Date	Time	SBP	DBP	Notes

Blood Pressure Log

	SBP	DBP
Target:		

Date	Time	SBP	DBP	Notes

Blood Pressure Log

	SBP	DBP
Target:		

Date	Time	SBP	DBP	Notes

Blood Pressure Log

	SBP	DBP
Target:		

Date	Time	SBP	DBP	Notes

Blood Pressure Log

	SBP	DBP
Target:		

Date	Time	SBP	DBP	Notes

Blood Pressure Log

	SBP	DBP
Target:		

Date	Time	SBP	DBP	Notes

Blood Pressure Log

	SBP	DBP
Target:		

Date	Time	SBP	DBP	Notes

Blood Pressure Log

	SBP	DBP
Target:		

Date	Time	SBP	DBP	Notes

Blood Pressure Log

	SBP	DBP
Target:		

Date	Time	SBP	DBP	Notes

Blood Pressure Log

	SBP	DBP
Target:		

Date	Time	SBP	DBP	Notes

Blood Pressure Log

	SBP	DBP
Target:		

Date	Time	SBP	DBP	Notes

Blood Pressure Log

	SBP	DBP
Target:		

Date	Time	SBP	DBP	Notes

Blood Pressure Log

	SBP	DBP
Target:		

Date	Time	SBP	DBP	Notes

Blood Pressure Log

	SBP	DBP
Target:		

Date	Time	SBP	DBP	Notes

Blood Pressure Log

	SBP	DBP
Target:		

Date	Time	SBP	DBP	Notes

Blood Pressure Log

	SBP	DBP
Target:		

Date	Time	SBP	DBP	Notes

Blood Pressure Log

	SBP	DBP
Target:		

Date	Time	SBP	DBP	Notes

Blood Pressure Log

	SBP	DBP
Target:		

Date	Time	SBP	DBP	Notes

Blood Pressure Log

	SBP	DBP
Target:		

Date	Time	SBP	DBP	Notes

Blood Pressure Log

	SBP	DBP
Target:		

Date	Time	SBP	DBP	Notes

Blood Pressure Log

	SBP	DBP
Target:		

Date	Time	SBP	DBP	Notes

Blood Pressure Log

	SBP	DBP
Target:		

Date	Time	SBP	DBP	Notes

Blood Pressure Log

	SBP	DBP
Target:		

Date	Time	SBP	DBP	Notes

Blood Pressure Log

	SBP	DBP
Target:		

Date	Time	SBP	DBP	Notes

Blood Pressure Log

	SBP	DBP
Target:		

Date	Time	SBP	DBP	Notes

Blood Pressure Log

	SBP	DBP
Target:		

Date	Time	SBP	DBP	Notes

Blood Pressure Log

	SBP	DBP
Target:		

Date	Time	SBP	DBP	Notes

Blood Pressure Log

	SBP	DBP
Target:		

Date	Time	SBP	DBP	Notes

Blood Pressure Log

	SBP	DBP
Target:		

Date	Time	SBP	DBP	Notes

Blood Pressure Log

	SBP	DBP
Target:		

Date	Time	SBP	DBP	Notes

Blood Pressure Log

	SBP	DBP
Target:		

Date	Time	SBP	DBP	Notes

Blood Pressure Log

	SBP	DBP
Target:		

Date	Time	SBP	DBP	Notes

Blood Pressure Log

	SBP	DBP
Target:		

Date	Time	SBP	DBP	Notes

Blood Pressure Log

	SBP	DBP
Target:		

Date	Time	SBP	DBP	Notes

Blood Pressure Log

	SBP	DBP
Target:		

Date	Time	SBP	DBP	Notes

Blood Pressure Log

	SBP	DBP
Target:		

Date	Time	SBP	DBP	Notes

Blood Pressure Log

	SBP	DBP
Target:		

Date	Time	SBP	DBP	Notes

Blood Pressure Log

	SBP	DBP
Target:		

Date	Time	SBP	DBP	Notes

Blood Pressure Log

	SBP	DBP
Target:		

Date	Time	SBP	DBP	Notes

Blood Pressure Log

	SBP	DBP
Target:		

Date	Time	SBP	DBP	Notes

Blood Pressure Log

	SBP	DBP
Target:		

Date	Time	SBP	DBP	Notes

Blood Pressure Log

	SBP	DBP
Target:		

Date	Time	SBP	DBP	Notes

Blood Pressure Log

	SBP	DBP
Target:		

Date	Time	SBP	DBP	Notes

Blood Pressure Log

	SBP	DBP
Target:		

Date	Time	SBP	DBP	Notes

Blood Pressure Log

	SBP	DBP
Target:		

Date	Time	SBP	DBP	Notes

Blood Pressure Log

	SBP	DBP
Target:		

Date	Time	SBP	DBP	Notes

Blood Pressure Log

	SBP	DBP
Target:		

Date	Time	SBP	DBP	Notes

Blood Pressure Log

	SBP	DBP
Target:		

Date	Time	SBP	DBP	Notes

Blood Pressure Log

	SBP	DBP
Target:		

Date	Time	SBP	DBP	Notes

Blood Pressure Log

	SBP	DBP
Target:		

Date	Time	SBP	DBP	Notes

Blood Pressure Log

	SBP	DBP
Target:		

Date	Time	SBP	DBP	Notes

Blood Pressure Log

	SBP	DBP
Target:		

Date	Time	SBP	DBP	Notes

Blood Pressure Log

	SBP	DBP
Target:		

Date	Time	SBP	DBP	Notes

Blood Pressure Log

	SBP	DBP
Target:		

Date	Time	SBP	DBP	Notes

Blood Pressure Log

	SBP	DBP
Target:		

Date	Time	SBP	DBP	Notes

Blood Pressure Log

	SBP	DBP
Target:		

Date	Time	SBP	DBP	Notes

Blood Pressure Log

	SBP	DBP
Target:		

Date	Time	SBP	DBP	Notes

Blood Pressure Log

	SBP	DBP
Target:		

Date	Time	SBP	DBP	Notes

Blood Pressure Log

	SBP	DBP
Target:		

Date	Time	SBP	DBP	Notes

Blood Pressure Log

	SBP	DBP
Target:		

Date	Time	SBP	DBP	Notes

Blood Pressure Log

	SBP	DBP
Target:		

Date	Time	SBP	DBP	Notes

Blood Pressure Log

	SBP	DBP
Target:		

Date	Time	SBP	DBP	Notes

Blood Pressure Log

Target:

	SBP	DBP

Date	Time	SBP	DBP	Notes

Blood Pressure Log

	SBP	DBP
Target:		

Date	Time	SBP	DBP	Notes

Blood Pressure Log

	SBP	DBP
Target:		

Date	Time	SBP	DBP	Notes

Blood Pressure Log

	SBP	DBP
Target:		

Date	Time	SBP	DBP	Notes

Blood Pressure Log

	SBP	DBP
Target:		

Date	Time	SBP	DBP	Notes

Blood Pressure Log

	SBP	DBP
Target:		

Date	Time	SBP	DBP	Notes

Blood Pressure Log

	SBP	DBP
Target:		

Date	Time	SBP	DBP	Notes

Blood Pressure Log

	SBP	DBP
Target:		

Date	Time	SBP	DBP	Notes

Blood Pressure Log

	SBP	DBP
Target:		

Date	Time	SBP	DBP	Notes

Blood Pressure Log

	SBP	DBP
Target:		

Date	Time	SBP	DBP	Notes

Blood Pressure Log

	SBP	DBP
Target:		

Date	Time	SBP	DBP	Notes

Blood Pressure Log

	SBP	DBP
Target:		

Date	Time	SBP	DBP	Notes

Blood Pressure Log

	SBP	DBP
Target:		

Date	Time	SBP	DBP	Notes

Blood Pressure Log

	SBP	DBP
Target:		

Date	Time	SBP	DBP	Notes

Blood Pressure Log

	SBP	DBP
Target:		

Date	Time	SBP	DBP	Notes

Blood Pressure Log

	SBP	DBP
Target:		

Date	Time	SBP	DBP	Notes

Blood Pressure Log

	SBP	DBP
Target:		

Date	Time	SBP	DBP	Notes

Blood Pressure Log

	SBP	DBP
Target:		

Date	Time	SBP	DBP	Notes

Blood Pressure Log

	SBP	DBP
Target:		

Date	Time	SBP	DBP	Notes

Blood Pressure Log

	SBP	DBP
Target:		

Date	Time	SBP	DBP	Notes

Blood Pressure Log

	SBP	DBP
Target:		

Date	Time	SBP	DBP	Notes

Blood Pressure Log

	SBP	DBP
Target:		

Date	Time	SBP	DBP	Notes

Blood Pressure Log

	SBP	DBP	
Target:			

Date	Time	SBP	DBP	Notes

Blood Pressure Log

	SBP	DBP
Target:		

Date	Time	SBP	DBP	Notes